AF613448

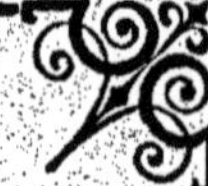

ÉTUDE

SUR UNE PHASE DE L'ÉVOLUTION

DE L'OZÈNE

ET LES

INDICATIONS THÉRAPEUTIQUES QUI EN DÉCOULENT

PAR

Jean RICORDEL

DOCTEUR EN MÉDECINE DE LA FACULTÉ DE PARIS

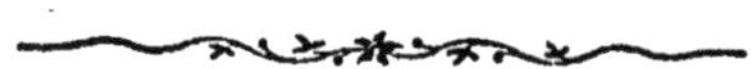

PARIS
OLLIER-HENRY, LIBRAIRE-ÉDITEUR
11, 13, RUE DE L'ÉCOLE-DE-MÉDECINE, 11, 13

1892

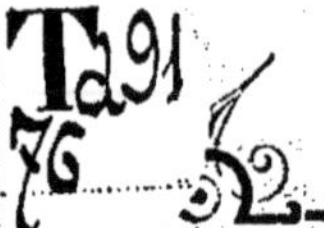

ÉTUDE

SUR UNE PHASE DE L'ÉVOLUTION

DE L'OZÈNE

ET LES

INDICATIONS THÉRAPEUTIQUES QUI EN DÉCOULENT

PAR

Jean RICORDEL

DOCTEUR EN MÉDECINE DE LA FACULTÉ DE PARIS

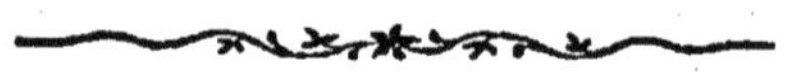

PARIS

OLLIER-HENRY, LIBRAIRE-ÉDITEUR

11, 13, RUE DE L'ÉCOLE-DE-MÉDECINE, 11, 13

1892

A LA MEMOIRE DE MON PÈRE ET DE MA MÈRE

A MA TANTE MADAME LEPEINTRE

Hommage reconnaissant.

A MON BEAU-FRÈRE ET A MA SŒUR

Souvenir affectueux.

A MA SŒUR DÉVOUEE
RELIGIEUSE DES PETITES SŒURS DES PAUVRES

A MES PARENTS

A MES AMIS

A MES MAITRES

DANS LES HOPITAUX DE PARIS

A MES MAITRES

DANS LES HOPITAUX DE NANTES

A MON PRÉSIDENT DE THÈSE

MONSIEUR LE DOCTEUR DUPLAY

Professeur à la Faculté de médecine
Chirurgien des hôpitaux
Membre de l'Académie de médecine
Officier de la Légion d'honneur

ÉTUDE

SUR UNE PHASE DE L'ÉVOLUTION

DE L'OZÈNE

Et les indications thérapeutiques qui en découlent

INTRODUCTION

Notre but n'est point de reprendre l'étude entière de l'ozène essentiel.

Nous voulons seulement étudier une phase du développement de cette affection, car nous croyons y trouver des indications thérapeutiques capables de rendre aux malades les plus grands services.

L'observation que nous avons faite, à Nantes dans la clinique de M. le Dr Couëtoux, de nombreux cas d'ozène, nous a montré que, parfois, malgré un traitement rationnel et bien suivi, l'ozène résiste à toute médication, ou du moins la guérison n'est que de peu de durée.

En étudiant l'évolution de la rhinite atrophique fétide,

nous pouvons peut-être y trouver la raison de cette ténacité.

Le nez est dilaté, par suite de l'atrophie des cornets, et presque toujours des cornnets inférieurs; il en résulte que le courant d'air expiré, arrivant comme dans une antre, n'a plus assez de force pour chasser les mucosités et les croûtes.

Mais, à côté de ce nez dilaté, on peut quelquefois trouver un pharynx nasal hypertrophié, au point d'obturer presque complètement les choanes ou orifices postérieurs des fosses nasales.

A ce moment, la rhinite n'a pas encore achevé son évolution ; l'atrophie est limitée, la muqueuse n'est pas encore complètement desséchée : c'est la rhinite catarrhale de M. le Dr Ruault.

Nous trouvons donc ici un stade intermédiaire que nous proposons d'appeler ozène relatif, par opposition au stade ultime de l'atrophie, à l'ozène absolu.

En présence de cette observation, nous nous sommes demandé, si, en ouvrant cette partie postérieure des voies nasales, on ne pourrait guérir cette forme d'ozène si rebelle.

L'expérience est venue confirmer nos prévisions.

C'est alors que M. le Dr Couëtoux, de Nantes, chez qui nous avons recueilli nos observations, nous a suggéré l'idée de choisir ce sujet pour notre thèse de doctorat malgré le peu de faits que nous ayons à signaler.

Après avoir rapidement donné quelques généralités sur

l'ozène atrophique, nous montrerons l'état du pharynx nasal, pendant une période de l'évolution de la maladie, puis nous terminerons en indiquant la thérapeutique qui en découle.

Que M. le professeur Duplay nous permette de lui exprimer toute notre reconnaissance pour l'honneur qu'il a bien voulu nous faire en acceptant la présidence de notre thèse.

Nous remercions bien vivement M. le Dr Couëtoux de l'aide bienveillante et des conseils qu'il nous a donnés dans ce travail.

CHAPITRE PREMIER

L'ozène est une affection connue depuis longtemps ; Celse semble en parler le premier et l'attribue à une humeur âcre et putrescible, et à la corruption des os.

Galien écrit : « L'ozène est une ulcération dans la profondeur des narines, de mauvaise odeur, avec écoulement. »

Comme cause première de l'ozène, on trouve toujours en tête une ulcération plus ou moins profonde, et, il faut arriver jusqu'à Sauvages, afin d'assister aux premiers efforts tentés pour lutter contre cette opinion. « La puanteur de la matière ichoreuse qui sort des narines, écrit cet auteur, n'est pas un signe certain de la présence de l'ulcère, puisqu'on voit s'écouler des narines une humeur fétide, qui n'est cependant point purulente, et qui n'est autre chose que du mucus corrompu par son séjour, à cause de l'ouverture étroite des narines. »

Voilà ainsi désigné ce que maintenant nous appelons l'ozène essentiel, l'ozène idiopathique, nettement séparé de la punaisie symptomatique d'une affection syphilitique ou scrofuleuse.

Trousseau affirme de plus en plus l'idée de l'indépendance de l'ozène par rapport aux lésions ulcéreuses ou spécifiques des fosses nasales : il compare la mauvaise odeur des sécrétions nasales à celle que répandent, chez quelques personnes, la sueur des pieds et les secrétions vaginales.

Mais, comme toutes les maladies, l'ozène devait être, à notre époque, l'objet des études et des recherches des bactériologistes.

Lœwenberg, en 1883, remarqua dans les secrétions nasales des ozéneux un diplococcus dont les cultures reproduisaient la mauvaise odeur.

En 1885, Klamann décrit un micrococcus capsulé, isolé des croûtes, et, en 1887, Hayek montre un bacille court faisant fermenter les matières organiques avec dégagement d'odeur infecte.

Friedlander, en 1889, démontre que le bacille de Hayek se trouve aussi dans plusieurs putréfactions, et, en particulier, dans les putréfactions de la viande.

Marano, de Naples, qui s'est beaucoup occupé de l'ozène a décrit une forme constante de microbes, le rhinobacillus, qui ne se rencontre dans aucune autre affection. Ce microbe est capsulé et le même que celui de Lœwenberg qui, par suite d'une mauvaise technique, ne l'a pas vu capsulé.

Enfin, M. le professeur Cornil affirme que les cultures de ce microbe reproduisent constamment la mauvaise odeur.

A côté de ces études bactériologiques, on trouve de

nombreuses théories cherchant à expliquer la mauvaise odeur ou bien à éclairer la pathogénie.

Gottstein prétend que l'ozène est dû à une rhinite chronique suivie de l'atrophie de la muqueuse avec ses follicules glandulaires ; par suite, la sécrétion est altérée et son séjour dans les fosses nasales la rend fétide.

Krause et Habermann ont fait jouer un grand rôle à la décomposition des granulations graisseuses qu'on trouve dans l'épithélium des glandes de la muqueuse.

En 1889, au congrès de chirurgie de Berlin, Volkmann appelle l'attention sur le changement morphologique de l'épithélium des fosses nasales : cet épithélium de cylindrique devient pavimenteux. Ne serait-ce point la raison de l'odeur, puisqu'une transformation épithéliale analogue s'observe sur les organes génitaux de la femme dans le cas d'écoulement vaginal fétide ?

Enfin, en terminant cet aperçu général sur l'ozène, il nous faut parler de la théorie de Zaufal (de Prague) exposée, en 1881, par M. le Dr Terrillon, dans le *Bulletin général de thérapeutique*. C'est une théorie purement mécanique : l'ozène serait dû à une disposition congénitale des fosses nasales, disposition qui consiste en une atrophie des cornets d'où résulte un élargissement des fosses nasales.

Calmettes, en 1879, dans *l'Année médicale* du Dr Bourneville, et le Dr Martin, dans sa thèse de 1881, ont soutenu la théorie de Zaufal, et nous trouvons l'exposé de leurs idées dans le *Dictionnaire encyclopédique* :

« L'ozène vrai résulte de la trop grande largeur des ou de l'une des fosses nasales. Cette anomalie des fosses nasales s'accompagne tôt ou tard d'un catarrhe chronique de la muqueuse ; elle est la cause directe d'une stagnation des mucosités que l'air expiré ne peut pas balayer, et leur décomposition donne lieu au symptôme principal de la maladie, la fétidité. En d'autres termes, la largeur des fosses nasales est le fait primordial, la stagnation des mucosités et leur décomposition dans un air chaud et humide sont la conséquence, et la fétidité, la résultante. »

Nous pourrions encore nous étendre sur l'étiologie, l'influence de l'âge, du sexe, de la scrofule, de la syphilis, mais nous nous écarterions trop de notre sujet, aussi hâtons-nous de chercher une définition de l'ozène, pour dire ensuite quelques mots du traitement.

Cette définition, nous allons l'emprunter à M. le Dr Ruault : « L'ozène, dit-il, est la mauvaise odeur spéciale des sécrétions nasales qu'on rencontre très souvent dans la rhinite atrophique, mais qui peut se montrer en dehors de l'atrophie. »

En présence de cette affection si désagréable pour le malade aussi bien que pour ceux qui l'entourent, quelles ressources thérapeutiques possède le médecin ?

Nous les trouvons exposées d'une façon très précise par M. le Dr Ruault, dans les *Archives de laryngologie de* 1889 où nous les empruntons.

Tous les matins, il faut pratiquer pour détacher les croûtes des fosses nasales, un grand lavage avec de l'eau tiède additionnée de bicarbonate de soude; s'il reste des croûtes, on les enlève à l'aide d'une petite pince à glissement, connue sous le nom de pince auriculaire de Duplay, et on pratique un second lavage.

On procède ensuite à l'antisepsie des fosses nasales en les badigeonnant au moyen d'un pinceau avec un mélange de naphtol, de camphre et d'huile de vaseline. Enfin, ajoute M. Ruault, pour empêcher le dessèchement de la muqueuse et des sécrétions, on fait dans les fosses nasales des pulvérisations d'huile rendue antiseptique par l'addition de salol camphré.

Avec cette médication, nous pouvons, dit Moldenhaüer, dans son *Traité des maladies des fosses nasales*, « diminuer considérablement la secrétion et rendre par un traitement continu l'odeur presque imperceptible. »

Aussi, lorsque nous voyons un malade atteint des lésions multiples de l'ozène arrivé à son évolution terminale, nous renonçons à une guérison complète; nous instituons le traitement cependant, et il est rare que nous n'apportions un soulagement déjà bien appréciable.

Au contraire, des cas assez fréquents se présentent, dans lesquels nous constatons une atrophie médiocre des cornets; la muqueuse n'est pas sèche et luisante, elle est encore plus ou moins humide (ozène catarrhal de M. Ruault).

En présence de ces cas, nous sommes poussés à porter un pronostic plus favorable, et nous n'hésitons pas à faire part à nos malades de l'espoir d'une guérison prochaine.

Ces espérances ne sont pas toujours justifiées, et nous avons pu observer que ces formes d'ozène traitées de la façon la plus suivie et la plus méthodique continuent à incommoder le malade.

Pourquoi le traitement qui, dans d'autres cas paraissant plus graves, nous avait donné de si beaux résultats est-il ici en faute?

Nous allons en chercher l'explication en étudiant les lésions concomitantes de cette atrophie à peine ébauchée des fosses nasales.

CHAPITRE II

Depuis longtemps déjà de nombreuses discussions sont engagées sur le mode évolutif de l'ozène atrophique.

On connaît l'anatomie pathologique et l'étendue des lésions d'un ozène entièrement constitué : non seulement les cornets du nez sont atrophiés, de plus le pharynx et le larynx même sont atteints.

Mais cette atrophie est-elle précédée d'une phase hypertrophique, et cette hypertrophie a-t-elle elle-même porté sur les cornets, le pharynx et le larynx à la fois ?

La difficulté que présente cette étude provient de ce que nous n'observons généralement l'ozéneux que lorsque les lésions sont déjà étendues, car le malade se décide à consulter seulement quand il est trop incommodé par l'odeur fétide qu'il exhale.

Cependant, la plupart des auteurs sont portés à admettre une phase hypertrophique précédant l'atrophie.

Schœffer a observé un enfant de dix ans atteint de rhinite atrophique, chez lequel il avait vu, cinq ans auparavant, une rhinite hypertrophique.

Gottstein prétend qu'il est assez fréquent de constater

des parties hypertrophiées auprès de parties atrophiées; il aurait même vu une narine agrandie par suite de l'atrophie, et l'autre rétrécie par une hypertrophie.

Pour Mourc, cité par le Dr Audubert (de Luchon), voici quelle serait la marche de l'affection : « d'abord il se produirait une inflammation glandulaire, déterminant un état catarrhal, avec hypertrophie, sécrétions abondantes, pour aboutir ensuite à un degré plus avancé, à une véritable sclérose, à l'atrophie de la muqueuse avec disparition du tissu glandulaire, terme définitif de la lésion. »

Nous admettons donc, avec la majorité des auteurs, que le rhino-pharynx a passé par un état d'hypertrophie de la muqueuse et de ses glandes, que cette muqueuse ainsi hypertrophiée a produit l'obstruction du nez qu'elle a presque entièrement comblé, que les choanes, ou orifices postérieurs des fosses nasales, ont été en partie obstrués comme la partie antérieure de ces cavités.

Mais, il faut aussi nous demander quelle est la marche de cette hypertrophie, et savoir si elle a envahi d'emblée le nez et le pharynx, ou bien si elle a eu une marche progressivement envahissante.

C'est là, nous semble-t-il, un point sur lequel on n'a pas assez insisté, pour ne pas dire qu'il a même été complètement négligé.

La clinique va nous permettre d'apporter quelque éclaircissement sur ce sujet.

Pour cela, examinons un malade atteint de cet ozène que nous avons proposé d'appeler relatif, c'est-à-dire de cet ozène où l'atrophie des cornets ne semble pas arrivée au terme de son évolution.

Cet examen peut se faire par le toucher pharyngien et la rhinoscopie.

Le toucher pharyngien est souvent douloureux et exige une certaine habitude, aussi nous permettra-t-on d'insister, en passant, sur la manière de le pratiquer pour obtenir des sensations nettes et précises.

Cette technique, nous la trouvons dans la thèse du Dr Balme qui, lui-même, l'a empruntée à des leçons inédites de M. Ruault.

« Le malade étant assis, le médecin se place debout, à sa droite, regardant le côté droit du patient. A l'aide de la main gauche passée derrière sa nuque, il introduit entre les molaires gauches un coin en bois destiné à la fois à servir d'ouvre-bouche et à se garantir des morsures cruelles qu'il ne parvient pas toujours à éviter. Maintenant alors, avec l'avant-bras, la tête du sujet solidement appliquée contre sa poitrine, il introduit l'index de la main droite entre les arcades dentaires, la face palmaire dirigée en haut, et glisse la face dorsale de ce doigt d'avant en arrière sur la langue, en la déprimant un peu, de façon à arriver à toucher du bout du doigt la face postérieure du pharynx, en passant sous le voile du palais. Dès qu'il a senti ce contact, il recourbe légèrement en haut la dernière phalange du doigt et, baissant le coude, porte le doigt directement en haut de manière à se rapprocher le plus possible de la voûte qu'il atteint, dans la plupart des cas, en explorant dans ce trajet la paroi postérieure du pharynx nasal et la voûte elle-même. Recourbant alors davantage le doigt, il cherche, sur la ligne médiane, le bord postérieur de la cloison, qui lui sert de point de repère, explore l'entrée postérieure de chaque fosse nasale, et se rend compte des végétations qui l'obturent plus ou moins.

Il explore ensuite les parties latérales, la région latérale droite avec le bord interne du doigt, la région laterale gauche avec le bord externe, en prenant soin de pratiquer cet examen le plus vite possible et en ne faisant exécuter au doigt que les mouvements strictement nécessaires pour se rendre compte de l'état des fossettes de Rosenmüller et de l'entrée de la trompe. »

En suivant ces règles, et dans les cas d'ozène relatif auxquels nous faisons allusion, on sent une muqueuse gonflée, molle, dans laquelle le doigt s'enfonce, en éprouvant une sensation qui, à juste titre, a été comparée à celle que donnerait un paquet de vers.

Après ce toucher pharyngien, on pourrait recourir à la rhinoscopie antérieure, mais elle est d'un secours assez faible, malgré l'emploi de la cocaïne; aussi est-il préférable d'employer la rhinoscopie postérieure, en se servant du miroir dit miroir rhinoscopique.

Ce procédé assez délicat, surtout chez les jeunes enfants permet d'observer les ouvertures postérieures des fosses nasales et de les voir obstruées, tantôt en partie, par l'hypertrophie de l'amygdale pharyngienne, tantôt complètement par une masse fluctuante, mamelonnée, d'une couleur rose pâle, et formant ce que l'on appelle les végétations adénoïdes du pharynx.

Ces différents modes d'exploration nous montrent donc d'une façon évidente que, tandis que l'atrophie a déjà commencé son action sur les cornets du nez, elle n'a pas encore atteint le pharynx nasal qui se trouve, au contraire dans un état hypertrophique.

Le processus morbide débute donc par le nez pour se propager plus ou moins vite au pharynx et au larynx; le cycle de cette évolution peut ainsi se traduire : catarrhe hypertrophique des fosses nasales auquel succède une atrophie s'accompagnant au début d'une hypertrophie du pharynx.

C'est l'opinion aussi exprimée par Moure, Lublinsky, Michaël et le Dr Audubert (de Luchon), et, comme ce dernier, à propos du malade atteint de notre ozène relatif, nous pouvons dire qu'il possède le pharynx de son nez.

Devant ces lésions, voici l'explication que nous donnerons de la production de l'ozène relatif : c'est, comme dans la rhinite atrophique, la stase des croûtes dans un milieu chaud et humide convenant parfaitement à la pullulation des microbes de Læwenberg et Marano.

Cette stase est facilement explicable, maintenant que nous connaissons l'état du rhino-pharynx, c'est-à-dire la persistance de l'hypertrophie de sa muqueuse et le rétrécissement des choanes qui en résulte.

L'air n'arrive que par un orifice insuffisant pour que l'expiration puisse chasser les croûtes accumulées et bien protégées par la voûte que leur forment en bas les cornets encore au premier degré de l'atrophie.

Si le malade fait des efforts énergiques pour expulser ces croûtes, le voile du palais se relève, et par là même, le courant d'air nettoyeur perd de son énergie; de plus, sous l'influence de ces efforts, la muqueuse se congestionne; il peut même se produire un écoulement de sang au point de faire croire à des ulcérations dont on chercherait bien loin la cause.

Enfin, voici, en quelques mots, les phases que nous admettons dans l'évolution de l'ozène : d'abord, une phase hypertrophique naso-pharyngienne, une seconde phase atrophique nasale coexistant avec une hypertrophie du pharynx nasal (c'est notre ozène relatif), et enfin une troisième phase atrophique rhino-pharyngienne qui constituera l'ozène absolu.

Cet ozène relatif cédera pour un moment au traitement de M. Ruault que nous avons exposé plus haut; mais le plus souvent, tous les efforts que nous tenterons, si nous nous en tenons à cette seule thérapeutique, resteront sans effets appréciables.

Sans vouloir insister de nouveau sur l'insuffisance du courant aérien, il faut de plus signaler l'obstacle et la difficulté que présentent les lavages.

Ces lavages répétés doivent, en effet, pour produire un heureux résultat avoir une force assez grande, et, de plus le liquide doit trouver une voie bien ouverte pour passer librement d'une narine dans l'autre.

Comment pourrait-on obtenir ce double but avec des cavités nasales postérieures réduites souvent à un orifice à peine perméable à l'air.

En outre de ces obstacles qu'apporte au traitement l'état du pharynx nasal dans l'ozène relatif, on pourrait encore étudier l'influence fâcheuse de cette situation sur la propagation de l'infection par les trompes : les microbes pathogènes de la cavité bucco-pharyngienne ne trouvent-ils pas là, en effet, un terrain favorable dans cette muqueuse végétante, mal balayée par le courant aérien qu'elle intercepte, au milieu de ce cloaque rhino-pharyngien.

Mais nos études sont trop récentes pour nous avoir permis d'élucider cette question et d'y apporter des observations assez précises.

Nous voici donc conduit par les notions que nous venons de développer à nous demander ce qu'il convient de faire en présence d'un ozène relatif.

Nous l'avons déjà dit, en en donnant les raisons, que le traitement classique de l'ozène absolu était ici insuffisant, et ces raisons nous ont montré que la cause de cette insuffisance résidait uniquement dans l'hypertrophie du pharynx nasal et l'obstruction des choanes.

Il faut donc songer naturellement à débarrasser le pharynx des végétations adénoïdes qui l'encombrent.

C'est ce que nous avons fait ; et le résultat heureux que nous avons obtenu est venu nous prouver que l'étude que nous avons faite d'une phase de l'évolution de l'ozène conduit à des indications thérapeutiques précises.

Nous regrettons de n'avoir à apporter, à l'appui de notre thèse, que deux observations, mais, elles nous paraissent tellement typiques, que, malgré ce nombre si restreint, nous n'avons pas hésité à en faire la base de notre travail.

OBSERVATION I

Recueillie dans la clinique de M. le Dr Couëtoux (de Nantes).

Le 13 septembre 1890, Mlle L. A..., âgée de 16 ans et habitant Nantes se présente à la Clinique de M. le Dr Couëtoux.

L'état général semble assez satisfaisant.

Elle se plaint de maux de tête, de troubles de la menstruation, mais ce qui l'amène consulter est la mauvaise odeur qu'elle exhale par le nez, au point que personne ne peut rester près d'elle.

En procédant à l'examen du nez, on aperçoit une quantité de croûtes noirâtres, adhérentes à la muqueuse.

Cette muqueuse est d'un rose pâle et encore quelque peu humide.

Les cornets inférieurs sont atrophiés.

Le diagnostic d'ozène est immédiatement porté, et le traitement suivant est institué :

1° Douches de Weber, au chlorate de potasse ; deux fois par jour.

2° Prises de la poudre suivant la formule suivante :

Acide borique cristallisé. .	10 grammes
Chlorate de potasse. . . .	2 —
Camphre.	2 —
Calomel	5 —
Menthol	0,05 centigram.

On fait pressentir à la malade que, vu les lésions en core peu accentuées, la guérison ne se fera pas attendre.

Pendant un mois, la malade revient deux fois par semaine.

Elle continue à prendre ses douches nasales ; comme elle ne peut supporter les prises suivant la formule que nous avons donnée, elle prend des prises d'acide borique.

Malgré ce traitement aucune amélioration ne se produit ; la malade découragée cesse de se présenter à la consultation, et nous la perdons de vue.

Quelque temps après, un frère de cette même malade se présente pour végétations adénoïdes du pharynx que nous opérons avec succès, et nous apprend que Mlle L.

A., malgré les divers traitements suivis ailleurs, se trouve toujours dans le même état.

Enfin, en juin 1891, Mlle L... A... se présente de nouveau.

L'odeur exhalée est toujours aussi infecte : des croûtes vertes remplissent les cavités nasales dont la dilatation, par suite de l'atrophie des cornets, ne semble pas avoir fait de progrès sensibles.

Les lavages avec l'eau additionnée de bicarbonate de soude sont ordonnés, puis, après chaque lavage, l'antisepsie de la muqueuse est régulièrement pratiquée.

L'ozène ne se modifiant en aucune façon, M. le Dr Couëtoux pense aux végétations adénoïdes qu'il avait opérées chez le frère de Mlle L. A., et pratique, ce qui jusqu'alors avait été négligé, le toucher pharyngien, ainsi que l'examen par la rhinoscopie postérieure.

Après lui, nous nous livrons nous-même à cette exploration.

Le doigt replié en crochet sent alors une masse molle dans laquelle il s'enfonce ; la lumière des cavités nasales postérieures est presque complètement obstruée.

Le miroir rhinoscopique montre un gonflement, une hypertrophie de tout l'anneau lymphatique du pharynx nasal ; des végétations encombrent les choanes.

L'opération proposée est acceptée et faite sur le champ par M. le Dr Couëtoux, à l'aide du couteau de Smith qu'il a modifié.

Après l'opération, on fait des lavages antiseptiques qui sont renouvelés deux fois par jour.

Le 13 juillet, l'odeur, qui, d'après les propres paroles d'une tante de la malade, était « affreuse », a complètement disparu ainsi que les maux de tête.

On voit encore des croûtes vertes, mais en moins grande quantité ; la muqueuse est touchée avec une solution de nitrate d'argent et les douches nasales continuées.

Enfin, la malade revient vers le 10 août ; à ce moment, quoique les douches et injections avaient été délaissées depuis huit jours, aucune mauvaise odeur n'est perçue, ni par l'entourage, ni par la malade qui trouve aussi que la respiration est devenue facile et aisée.

Le pharynx seul possède quelques traces de légère inflammation.

OBSERVATION II

Recueillie dans la clinique de M. le Dr Couëtoux.

Le 21 décembre 1891, Mme L..., bouchère, âgée de 33 ans, habitant la Vendée, vient consulter pour un ozène qui l'incommode depuis sept mois.

Constitution excellente ; aucun signe de scrofule.

La racine du nez est complètement aplatie, et la même conformation s'observe chez un frère de la malade âgé de 40 ans.

La malade raconte qu'elle a été prise d'un coryza qui a persisté pendant quelque temps, puis se sont formées des croûtes de mauvaise odeur avec gêne de la respiration.

Jusqu'alors, le traitement a seulement consisté en douches nasales.

L'examen fait voir des croûtes noirâtres avec un orifice nasal élargi.

L'odeur est infecte.

Prévenu par le cas relaté dans l'observation I, nous pratiquons le toucher pharyngien, et nous trouvons une masse médiane, molle, encombrant les fosses nasales postérieures.

A l'aide du couteau de Smith, les végétations sont enlevées de suite.

La malade doit se faire des gargarismes au borate de soude et des injections nasales.

Le 6 janvier 1892, la malade revient se disant complètement guérie.

Plus de mauvaise odeur.

Quelques croûtes encore, mais se détachant facilement.

La respiration est facile.

Les maux de tête qui incommodaient la malade ont disparu, et elle ne se plaint plus que d'une sécheresse de l'arrière-gorge, mais cette gêne est légère.

Voilà, nous semble-t-il, deux observations montrant nettement qu'il faut toujours, en présence de l'ozène, penser à examiner le pharynx nasal, car cet examen pourra parfois nous indiquer la direction du traitement à suivre.

Aussi, nous arrivons, à la fin de notre travail, à proposer les conclusions suivantes.

CONCLUSIONS

1° L'ozène atrophique semble succéder à une phase hypertrophique ;

2° L'atrophie débute par les cornets, avant d'envahir les cavités nasales postérieures ;

3° Pendant l'évolution de l'ozène, il arrive une époque où les cornets sont atrophiés, tandis que le pharynx nasal est obstrué par des végétations adénoïdes ;

4° A cette période de l'évolution de la maladie que nous proposons d'appeler *ozène relatif*, le traitement classique est insuffisant, par suite de l'obstruction des choanes ;

5° Pour obtenir la guérison, il faut d'abord opérer les végétations adénoïdes qui encombrent le pharynx.

INDEX BIBLIOGRAPHIQUE

Galien. — Ed. Kühn.

Dechambre. — Dict. Encyclopédique. Art. Ozène.

Marano. — Arch. de laryngologie et de rhinologie de M. Ruault, 1890.

Moldenhauer. — Traité des maladies des fosses nasales, traduit par le Dr Potiquet.

Bulletin général de thérapeutique, avril 1881.

Gazette des hôpitaux, février 1880.

Année médicale du Dr Bourneville, 1879.

Alfred Martin. — Thèse de Paris, 1881.

Balme. — Thèse de Paris, 1888.

Follin et Duplay. — Traité de pathologie externe.

Duplay et Reclus. — Traité de pathologie externe.

Schäffer. — Monatsschrift für Ohrenheilkunde.

Gottstein. — Real. Encyclopadie.

Imprimerie de l'Ouest, A. NÉZAN, Mayenne.

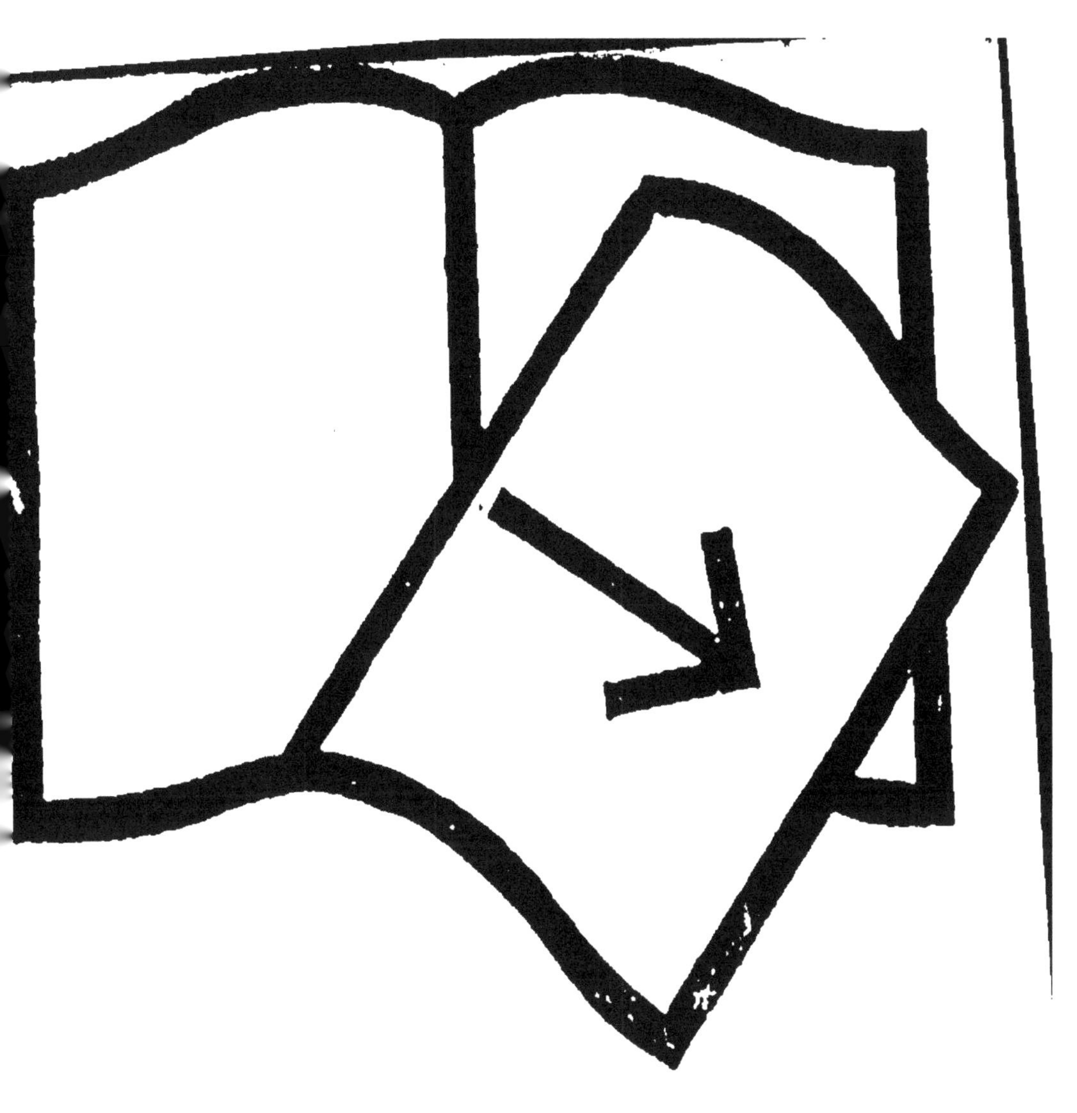

Documents manquants (pages, cahiers...)

NF Z 43-120-13

www.ingramcontent.com/pod-product-compliance
Ingram Content Group UK Ltd.
Pitfield, Milton Keynes, MK11 3LW, UK
UKHW021122230726
13926UKWH00002B/599

9 782016 161340